Dr. Johann Gottfried Rademacher,

Arzt in Goch.

Eine biographische Skizze

von

Dr. Bergrath,
prakt. Arzte in Goch.

Berlin,
Druck und Verlag von G. Reimer.
1850.

„Ich kann nichts mehr geben als ich habe, wollte ich mehr geben, so müfsten es Lügen sein."

Rademachers Erfahrungsheillehre I. Band, pag. 712.

Am 9ten Februar d. J. starb im hohen Alter Dr. Johann Gottfried Rademacher, der schlichte, kleinstädtische Heilmeister zu Goch am Niederrhein. Länger als ein halbes Jahrhundert hatte er mit rastlosem Eifer und seltener Treue in unserer Stadt die Heilkunst geübt. Nur wenige derer sind übergeblieben, die sein rüstiges Wirken in der Frische der Jugend und der Kraft des männlichen Alters noch zu sehen Gelegenheit hatten; aber alle die noch leben in den Grenzen unseres Weichbildes und den benachbarten Landgemeinden, Junge und Alte, Arme und Reiche wissen es zu sagen, dafs weder das herannahende Alter noch auch die Zeit, die dem Verstorbenen als Greis unter uns zu leben vergönnt gewesen, ihn in der eifrigen Erfüllung seines Berufes beschränkt, ihn abgehalten hätten, sich so viel es seine Kräfte erlaubten mit seiner Lebensaufgabe auf das Angestrengteste zu beschäftigen. Ueber Rademachers Wirken herrscht hier nur eine Stimme, es ist nur ein Gefühl, das für den Verewigten in allen Herzen sich kundgibt: das Gefühl dankbarer Anerkennung, reinster Zuneigung. Und wie konnte dies auch anders sein; gibt es ja doch nur wenige in der Stadt sowohl als in der Gegend rings um uns herum, die ihm nicht etwas zu danken hätten, der eine die Rettung eines lieben Angehörigen aus schwerer Krankheit, der andere die Wiederherstellung der eigenen Gesundheit, viele die liebevolle Pflege theurer Todten in tödtlichen Leiden! Was Rademacher als thätiger Arzt hier geleistet und die Art, wie er es gethan, sichert ihm für lange Jahre das dankbare Andenken seiner Mitbürger und es werden gewifs Generationen vergehen, bis die Alles vernichtende Zeit die Erinnerung an seine Wirksamkeit an dem Orte seines langjährigen, thätigen

Lebens zu verwischen im Stande ist, — was er aber als Schriftsteller auf dem Gebiete der Heilkunde geleistet, was er zur Förderung der Heilwissenschaft und Kunst durch sein regsames Streben erwirkt und geschaffen, wird, wie es jetzt schon seinen Namen in den weitesten Kreisen bekannt und berühmt gemacht hat, sein Andenken auch der spätesten Nachwelt aufbewahren und ihm einen Platz in den Jahrbüchern der Geschichte der Medizin sichern. Ist ja doch die Bahn, die er durch eigenes Forschen in der Heilkunde gebrochen eine so neue und die Aufnahme, welche seine Lehre in den wenigen Jahren, die nach dem Erscheinen der Erfahrungsheillehre verflossen sind, gefunden hat, eine bereits so ausgedehnte, dafs man ihn mit Recht den Männern zugesellen kann, welche in unserer an litterarischen Erzeugnissen so reichen Zeit eine nicht vorübergehende Epoche gemacht haben.

Die meisten der vielen Freunde, die sich Rademacher durch seine schriftstellerische Thätigkeit gewonnen, wissen von dem Leben und dem stillen, bescheidenen Wirken des Verstorbenen wenig, die Wenigsten derselben haben ihn persönlich gekannt. Gewifs aber haben die Meisten, die sein letztes Werk gelesen, schon durch die seltene Eigenthümlichkeit, die das Buch bezeichnet, bewogen, den Wunsch gehabt, etwas Näheres über die Persönlichkeit des Verfassers zu erfahren, eine Persönlichkeit, die sich jeder aufmerksame Leser des Buches schon als eine besondere, seltene, keineswegs alltägliche zu denken genöthigt sieht. Wenn die folgenden Notizen, die ihre Entstehung einzig und allein der Pietät gegen den edlen verstorbenen Amtsgenossen zu danken haben, dazu dienen könnten, den entfernten Freunden und Gesinnungsgenossen Rademachers sein nach dem Leben gezeichnetes Bild vorzuführen und zugleich denen, die ihn näher gekannt haben, ein kunstloses Gedenkblatt an den entschlafenen Freund zu bieten, so wird die Mühe des Verfassers reichlich belohnt sein.

Johann Gottfried Rademacher war am 4ten August 1772 zu Hamm in der Grafschaft Mark von rechtlichen und freisinnigen Eltern geboren. Sein Vater bekleidete die Stelle eines Gerichts-Directors, seine Mutter war eine Tochter von

H. Chr. Brande, der bei Lebzeiten wirklicher Apotheker des Königs von England gewesen und auch in der Heilkunst, die er auf mehreren Universitäten studirt und auf wissenschaftlichen Reisen durch Deutschland, Frankreich und England ausgebildet, nicht gewöhnliche Kenntnisse besessen hatte. In der Jugend war Rademacher schwächlich und kränkelte fast anhaltend, so dafs seine Eltern, nach seinen eigenen Worten, oft gewünscht hatten, Gott möge das elende Kind aus seinen Leiden erlösen, mit zunehmenden Jahren aber genas der Knabe besonders unter dem Einflusse der freien Luft wieder so weit, dafs er die Schule besuchen konnte. Seine erste Ausbildung erhielt er in seiner Vaterstadt Hamm und kam dann schon früh nach Schwelm in eine lateinische Schule, deren Vorsteher, ein Prediger, als Candidat Hauslehrer des älteren Bruders Rademachers gewesen war und das volle Zutrauen der Eltern besafs. In dieser Schule mit den nöthigen Kenntnissen ausgerüstet bezog Rademacher 18 Jahr alt die Universität Jena Medicin zu studiren. Die Erzählungen der Mutter über den frühverstorbenen Grofsvater, dessen Studien, Reisen und Lebenserfahrungen mögen wohl den ersten Anstofs dazu gegeben haben, in Rademacher eine Neigung zur Arzneikunde anzuregen, doch erzählte er selbst, dafs er sich auch aus dem Grunde zum Studium der Medicin entschlossen habe, weil er in ihr das Mittel zu erkennen geglaubt, seine noch nicht auf ganz festen Füfsen stehende Gesundheit zu bewahren. Ich merkte gar früh, erzählte er, dafs eine sitzende Lebensweise für meine Constitution unpassend und gefährlich sei, eine Lebensart aber, welche Bewegung, besonders in freier Luft mit sich bringe, wohlthätig sein würde. An Bewegung hat es mir nun seit ich practischer Arzt geworden nie gefehlt und schreibe ich es diesem Umstande vor anderen zu, dafs ich mich vom Beginn meiner Praxis an stets wohl gefühlt habe, körperlich kräftiger geworden und einzelne unbedeutende Krankheiten abgerechnet, gesund geblieben bin.

In Jena fand Rademacher ein frohes, lustiges Burschentreiben; 900 Studirende belebten die Stadt und der Schläger wurde noch fast häufiger gebraucht, als das Secirmesser, so dafs das Sprüchwort bekannt war:

„Wer von Jena kommt ungeschlagen
Von grofsem Glück hat nachzusagen."

Rademacher war kein Kopfhänger, vielmehr ein munterer, lebensfroher Gesell, der sich nicht scheute, auch die Freuden des Burschenlebens zu kosten, dabei aber die Hauptsache nicht aus dem Auge liefs. Unter den Auspicien eines Loder, Gruner, Stark, Bretschneider u. a. beschäftigte er sich ernstlich mit dem Studium der Heilkunst und suchte daneben seinen Geist allseitig auszubilden. Sowohl die Vorträge als die klinischen Uebungen wurden der Zeit in Jena schon in deutscher Sprache abgehalten. Wie sollte man da, erzählte Rademacher, sich die Fertigkeit erwerben, einmal früher oder später etwas in lateinischer Sprache zu schreiben oder zu sprechen, wie dies doch beim Schreiben der Dissertation und im Doctorexamen nöthig würde? Dieser Klemme zu entgehen verband er sich mit einem bei ihm im Hause wohnenden Freunde, der gleichfalls Medicin studirte und beide kamen überein, sich im Umgange mit einander nur der lateinischen Sprache zu bedienen. Dieser Entschlufs wurde zwei Jahre hindurch fortgeführt und Rademacher gewann durch diese stete Uebung eine solche Fertigkeit in der lateinischen Sprache, dafs es ihm leicht wurde, eine von Hufeland deutsch vorgetragene Vorlesung über specielle Therapie gleich lateinisch niederzuschreiben. Dieses an sich werthlose Schriftstück hat er stets aufbewahrt und zeigte es oft, mit Wohlgefallen sich der lateinischen Sprechübungen mit seinem bereits verewigten Freunde erinnernd.

Während der Universitätsjahre Rademachers war Chr. W. Hufeland von Weimar nach Jena berufen worden. Rademacher lernte denselben bald sehr hoch schätzen und hat diese Gesinnung gegen seinen alten Meister sein ganzes Leben hindurch bewahrt; auch Hufeland schätzte den fleifsigen Zuhörer sehr und unterstützte dessen eifrige Studien auf jede Weise. Nach vierjährigem Universitätsbesuche und bestandenem Examen wurde Rademacher am 18ten April 1794 zum *Doctor Medicinae et Chirurgiae* promovirt und vertheidigte an demselben Tage seine Dissertation über den Unterschied des Rheumatismus und der Gicht. Der vollständige Titel seiner Dissertation lautet: ***Dissertatio inauguralis semiologica, sistens quaestionem utrum differat Rheumatismus ab Arthritide, quam rectore academiae munificentissimo serenissimo principe ac domino Carolo Augusto, duce Saxoniae etc. etc. gratiosi medicorum ordinis auctoritate pro gradu doctoris Medicinae et Chirurgiae a. d. 18. Aprilis 1794 publice defendet Joannes Godofredus Rademacher, Marca-Guestphalus. Jenae; Typis Fiedleri. 8°. 48.***

Schon dieses erste selbstständige Geistesproduct Rademachers gibt uns einigen Aufschlufs über den Grad der Ausbildung, zu dem sein Geist bereits bei Vollendung der Universitätsstudien gediehen war und über die Richtung, welche er einzuschlagen im Begriffe stand. Chemische und mikroscopische Untersuchungen waren der Zeit noch kaum auf das Gebiet der Heilkunde übergegangen, es blieb Rademacher also nur das Feld des Erfahrungswissens übrig, auf dem er sich einen Stoff zu seinem ersten Versuche auf der schriftstellerischen Laufbahn suchen konnte. „Es kam mir doch gar zu närrisch vor," erzählt er *), „dafs ich, der jung und dumm, nicht die geringste ärztliche Erfahrung hatte, über einen Gegenstand des Erfahrungswissens auch nur ein paar Bogen schreiben sollte, ich hätte ja alles aus andern Schriftstellern bar abschreiben müssen." Zu Letzterem konnte er sich nicht entschliefsen. Der Erfolg war das Vornehmen, die Kritik auf die semiologische Würdigung zweier bekannten Krankheitsformen, des Rheumatismus und der Gicht anzuwenden. Das Resultat der Arbeit war der Schlufs, dafs nach kritischer Vergleichung der bei den bewährtesten Schriftstellern aufgeführten angeblich charakteristischen Kennzeichen beider Krankheitsformen eigentlich durchaus kein Unterschied zwischen diesen bestehe, indem kein Symptom zu finden sei, welches als ein bestimmt unterscheidendes angesehen werden könne. Es ist kaum wahrscheinlich, dafs Rademacher bei dieser ersten Arbeit zuerst auf den Gedanken gekommen sein sollte, es basire die rationelle Empirie

---

*) Erfahrungsheillehre, 2te Ausg. II. Band, pag. 563 ff.

wohl nicht auf völlig sicheren Grundfesten, vielmehr dürfte er bei seinem skeptischen Geiste schon früher während seiner Studien dazu den Anlafs gefunden haben, unzweifelhaft aber ist es, dafs die Ausarbeitung seiner Dissertation einen mächtigen Anstofs dazu gegeben hat, seinen schon etwas wankenden Glauben an die Wahrheiten der Schullehre noch mehr zu erschüttern und glauben wir in der Dissertation selbst seinen ersten Angriff auf die schulrechte Medicin zu finden. Rademacher selbst legte übrigens gar keinen Werth auf diese Arbeit, wie dies aus der angeführten Stelle seiner Erfahrungsheillehre zu ersehen ist, ja er erklärt dort sogar selbst, „dafs er dieselbe in einer Periode der Verstandeskrankheit oder wenigstens Verstandesschwäche vollendet haben müsse, indem es nicht begreiflich, wie ein Mensch mit gesunden Verstandeskräften sich mit einer solchen Kritik befassen könne, nicht begreifend, dafs man ein nichtiges Schattenbild mustert, welches, in unbestimmten, verflossenen Umrissen aus dem Gehirn des vielköpfigen Ungethüms Literatur geboren, doch unmöglich, gleich der aus dem Gehirn des einköpfigen Zeus geborenen Pallas, der Wahrheit und Weisheit Offenbarung sein kann."

Von Jena ging Rademacher noch im Jahre 1794 nach Berlin, beschäftigte sich dort während eines ganzen Jahres mit weiterer Ausbildung seiner medicinischen Kenntnisse und absolvirte das Staatsexamen. 1796 finden wir ihn als practischen Arzt in Cleve, doch blieb er dort nur kurze Zeit und siedelte bereits im Jahre 1797 (am 19ten April) nach Goch über, wo sich ihm bei dem kurz vorher erfolgten Ableben des einzigen Arztes Dr. Curtius ein weiteres Feld für seine Thätigkeit darbot und ihm mit der Uebernahme des Stadtphysikates die Besorgung der Armenpraxis übertragen wurde. Hier blieb er bis zu seinem Tode, 53 Jahre lang unausgesetzt, seine ganze Zeit und alle seine körperlichen und geistigen Kräfte der leidenden Menschheit und der Förderung der Heilkunde widmend. Nur der, welcher das Vertrauen berücksichtigt, mit welchem die durch die letzte Krankheit des Dr. Curtius jahrelang fast jeder ordentlichen ärztlichen Hülfe beraubt gewesenen Bewohner der Stadt und Umgegend dem jungen Arzte entgegenkamen, und dabei mit der Oertlichkeit und den Sitten der Bewohner dieser Gegend bekannt ist, kann es bemessen, welch ein Feld der Wirksamkeit der Verstorbene von seinem ersten Auftreten an hier eingenommen und welche Mühseligkeiten und Beschwerden ihm in der Ausübung seines Berufes zu überwinden waren. Circa 40 Jahre war Rademacher in der Stadt Goch der einzige Arzt, zur Zeit seiner Niederlassung hier im Orte aber und noch lange Zeit nachher war auch in einer Entfernung von 3 bis 4 Stunden rund um die Stadt her, den einzigen Ort Cleve abgerechnet, kein Arzt aufser ihm. Sieben nicht unbedeutende Ortschaften, darunter sogar 4 Städtchen, in welchen jetzt zusammen 11 Aerzte domicilirt sind, waren der Zeit ganz ohne Arzt und auf Goch fast allein angewiesen, abgesehen davon, dafs die Stadt Goch selbst jetzt 4 Aerzte (bei einer nur um ein Drittheil gröfseren Seelenzahl als im Jahre 1797) aufzuweisen hat. Es darf freilich nicht übersehen werden, dafs zu der Zeit, als Rademachers Wirksamkeit begann und noch lange nachher die Bewohner hiesiger Gegend noch bei weitem seltener als dies jetzt geschieht in Krankheiten den Rath und die Hülfe des Arztes in Anspruch nahmen, ferner, dafs es auch hier und da Wundärzte gab, die aus Noth oder Uebermuth *Praxin medicam* trieben, nun aber fast vollständig hier verschwunden sind, nichtsdestoweniger aber steht es fest, dafs wenigen Aerzten ein so ausgedehntes Feld für ihre practische Thätigkeit und auf demselben eine so ergiebige Quelle für die Sammlung reicher Erfahrungen geboten wird, als eben Rademacher zu seiner Zeit hier gefunden.

Rademacher erwarb sich bald das volle Zutrauen seiner neuen Landsleute und in dem Maafse wie die trefflichen Eigenschaften seines Geistes und Gemüthes bekannter wurden, wuchs das Vertrauen zu ihm, breitete sich sein Ruf als Arzt in immer weitern Kreisen aus. Die Zeit, die ihm von seinen practischen Geschäften übrig blieb, füllte er stets mit medicinischen Studien aus und um sich den Schatz gesammelter Erfahrungen zu sichern, machte er über alle wichtigeren Krankheitsfälle die vollständigsten Notizen, welche Uebung er bis in die letzten Lebensjahre fortsetzte.

Im Jahre 1798 vermählte er sich mit der Wittwe seines einzigen Bruders, welcher als Richter nach einjähriger Ehe gestorben war. Seine Gattin, eine geborene von Manger aus Ringenberg bei Wesel war eine Frau von nicht gewöhnlicher Geistesbildung, dabei seinen eigenen Worten nach gutmüthig, mitleidig und wohlthätig; seine Ehe mit ihr war eine glückliche und langdauernde; die einzige Frucht dieser Ehe, ein Söhnchen, verlor er früh.

Zur Zeit der französischen Occupation wurde er mit der Stelle eines Distriktsarztes für den clevischen Bezirk betraut, einer Stelle, welche bei der grofsen Ausdehnung des ihm anvertrauten Gebietes seine Geschäfte merklich vermehrte. Nach dem Jahre 1809 legte er dieses Amt nieder, weil ihm die französische Regierung für seine vielfachen Bemühungen kaum die Reisekosten vergütete. Bei der Wiederbesitznahme des clevischen Landes durch die Krone Preufsen und der Errichtung der Physikate wurde ihm das Kreisphysikat in Cleve angetragen, er schlug es aber aus, weil er, wie er sagte, hier hinreichende Beschäftigung habe und er den bereits in Cleve wohnenden Aerzten, da er ja vom Physikate allein nicht würde bestehen können, die Praxis zu schmälern nicht Lust hatte.

Weiter läfst sich von dem Leben Rademachers seit er in Goch gelebt nicht viel Merkwürdiges erzählen, es verlief einfach und einförmig wie das Leben eines jeden vielbeschäftigten Praktikers, getheilt zwischen Krankenbesuchen in der Stadt und auf dem Lande, medicinischen Studien und selbstständigen Arbeiten in den Augenblicken der Mufse. Letztere benutzte Rademacher auf das Gewissenhafteste, wie dies die vielen und zum Theil umfangreichen Erzeugnisse seines Geistes genugsam bekunden. Es ist kaum zu begreifen, wie er, practisch so sehr in Anspruch genommen, dennoch so viel Zeit zu mühsamen Studien und schriftstellerischer Thätigkeit gewinnen konnte. Bei der grofsen Ausdehnung seiner Praxis war er genöthigt, fast täglich Reisen über Land zu machen und waren diese bei dem damals noch sehr traurigen Zustande der Wege hiesiger Gegend und der oft sehr bedeutenden Entfernung der einzelnen Kranken von einander ebenso beschwerlich als zeitraubend. Bis zu den Fünfzigen machte er alle aufserstädtischen Krankenbesuche zu Pferde ab, erst als er ganz zu versteifen fürchten mufste, schaffte er sich einen Wagen an. Die Mühseligkeiten der Praxis in hiesiger Gegend hat Rademacher in einer seiner frühesten Schriften trefflich geschildert, dort aber auch die Punkte hervorgehoben, die ihn die Landpraxis der grofsstädtischen vorziehen lassen, vor Allem die Freiheit seiner Stellung und seine vollständige Unabhängigkeit. „Ich glaube wahrhaftig," sagt er, „es gebe Tage, an welchen mancher betitelte und unbetitelte Amtsbruder sich aus seiner Karosse auf meinen Gaul wünschen möchte. Wenn ich durchnäfst und von Koth bespritzt nach Hause komme, so lasse ich meinen Mantel trocknen, bin ich vor Kälte erstarrt, so kann ich mich am Ofen wieder wärmen, hat mich die brennende Hitze erschöpft, so lege ich mich im Garten unter einen Baum, lese in Röschlaubs Pathogenie und schlafe ein. Aber, wenn ich Aergernifs oder Verdrufs hätte, ja da wäre ich ein unglücklicher Mensch. Solche Eindrücke kann nur die Zeit verlöschen, und der Schaden, den man an seiner Gesundheit leidet, ist oft unersetzlich; denn Aergernifs und Verdrufs stehen unter den das Leben verkürzenden Schädlichkeiten oben an. Darum ist auch mein Grundsatz sie zu vermeiden. Hier ist dieses möglich. Wenn mir jemand etwas in den Weg legt, so lasse ich ihn laufen und er kann mir dann ebenso gleichgültig sein als der Dey von Algier; denn ich kenne hier keinen, dessen Beifall oder Tadel einen merklichen Einflufs aufs Ganze habe, und mir einen merklichen Vortheil oder Schaden in meiner Praxi verursachen könne." *)

Die ungewöhnlichen Anstrengungen, denen sich Rademacher täglich unterziehen mufste, das geisttödtende, oft tagelange Hängen auf dem Pferde, so wie das rippenzerschmetternde Fahren in dem hiesigen Nationalfuhrwerke, welches er in dem angeführten Buche so launig beschrieben, hatten auf seinen Geist eben so wenig einen nachtheiligen Einflufs als auf seinen Körper. Im Gegentheil erstarkte seine Gesundheit bei dieser

*) Briefe über die Aftermedicin pag. 76.

Lebensweise sichtlich, so dafs er schon im Jahre 1802 schreiben durfte: „wenn mir jemand, da ich in Jena studirte, gesagt hätte, ich sei krank, so würde ich ihn für einen Narren gehalten haben; wenn ich aber meine jetzige Gesundheit gegen meine damalige vertauschen sollte, so würde ich sehr dafür danken." *) Einzelne grofsentheils leichte Krankheiten, unter welchen besonders wiederholte Anfälle von Hüftweh, abgerechnet blieb er auch die ganze Zeit, die er in Goch verlebte gesund, und fühlte sich in seiner practischen Beschäftigung, in wissenschaftlichen Bestrebungen und dem Umgange mit seiner edlen Gattin und wenigen vertrauteren Freunden glücklich und zufrieden. Leider erkrankte seine Frau im Jahre 1830 an einem Herzleiden, dessen Beschreibung er in seine Erfahrungsheillehre aufgenommen hat. Vier Jahre lang befand sie sich in einem zwar anhaltend leidenden aber erträglichen Zustande, bis sie 1834 apoplectisch und halbseitig gelähmt wurde und von dieser Zeit an noch $2\frac{1}{2}$ Jahre lang ein elendes, durch mancherlei Leiden getrübtes Leben fortschleppte, von welchem sie im Jahre 1837 ein sanfter Tod im siebzigsten Jahre ihres Alters befreite. Nach dem Tode seiner Frau lebte Rademacher einsam mit seiner alten treuen Dienerin Regine, der sorgsamen Pflegerin seiner seligen Gattin ein ruhiges Stillleben, zog sich mehr und mehr von gesellschaftlichem Umgange zurück und verwandte alle seine freie Zeit auf die Ausführung seiner Lieblingsidee, die Vollendung seiner Erfahrungsheillehre. Als in Mitten der Siebziger seine Kräfte abzunehmen begannen, zog er sich allmählich von der Besorgung aufserstädtischer Kranken zurück, doch besuchte er seine städtischen Kranken noch in gewohnter Weise und stand jedem mit seinem Rathe zu Gebote, der krankheitshalber sein Haus besuchte.

Bei der Feier seines fünfzigjährigen Doctorjubiläums erhielt er von seinem Landesherrn in Anerkennung seiner Verdienste den rothen Adlerorden, doch hat er diese Decoration nie in seinem Leben getragen. Der Verein Berliner Aerzte ernannte ihn noch im vorigen Jahre durch Uebersendung des

*) Beschreibung einer neuen Heilart der Nervenfieber pag. 248.

Diploms zum aufserordentlichen correspondirenden Mitgliede. Im Jahre 1846 legte er seine Stelle als städtischer Armenarzt, die er fast fünfzig Jahre verwaltet, und im Jahre 1848 die als Arzt des hiesigen Waisenhauses nieder.

Von der Mitte des Jahres 1848 an begann er zu kränkeln und im Frühjahre 1849 traten die Zeichen der eiterigen Lungenschwindsucht deutlich hervor. Mit dem Verfall seiner Kräfte nahm auch seine geistige Frische allmählich ab, sein treues Gedächtnifs fing an, ihn je länger je mehr zu verlassen, doch sprudelte sein reger Geist noch öfter in gewohnter Weise, lebendig und launig aus dem siechen Körper hervor. Von der Mitte des Jahres 1849 an konnte er seine gewohnten Gänge durch die Stadt nicht mehr machen, fuhr noch einigemal an schönen Sommertagen spazieren, mufste aber auch diese Bewegungen seiner zunehmenden Athembeengung wegen alsbald aufgeben. Den ihn um Rath Fragenden blieb er noch stets zu Dienste und selbst als er so schwach geworden, dafs er bei jedem Tritte der Unterstützung seines Dieners bedurfte, duldete er nicht, dafs ein Hülfesuchender abgewiesen wurde. Obgleich er bei den täglichen Besuchen weniger vertrauter Freunde sein Leiden zu vergessen schien, täuschte er sich doch über seinen Zustand nicht, fühlte vielmehr, dafs sein Tod herannahte und verlangte nach nichts mehr als nach einer baldigen Auflösung. Mit der gröfsten Gemüthsruhe sah er sein Ende näher rücken, freute sich auf den Tod und ordnete alles, was er vorher noch zu bestimmen nöthig hielt, mit ängstlicher Sorgfalt an. Ungeachtet seine Schwäche mit jedem Tage zunahm, seine Brustbeklemmung sich steigerte, wollte er doch in seiner gewohnten Lebensweise durchaus nichts geändert wissen, hielt sich noch stets über Tag in seinem Studirzimmer auf und ging um die nämliche Zeit wie früher nach seiner eine kleine Treppe hoch gelegenen Schlafkammer. Zu Ende Januar d. J. wurde er von einem Wechselfieber befallen, während dessen mehrtägiger Dauer seine Kräfte auffallend schwanden und seine geistige Thätigkeit mit raschen Schritten erlosch. Er fühlte seinen Tod herannahen und freute sich. Am 7ten Februar litt er, dafs man ihm sein Bett ins Studirzimmer brachte, doch liefs er sich seiner grofsen Schwäche ungeachtet, am folgenden Tage noch in gewohnter Weise ankleiden, auch blieb er nicht länger im Bette, als er in der letzten Zeit gewohnt gewesen. Bereits am Abend des 8ten schien seine Auflösung nahe, nichtsdestoweniger stand er am 9ten nach einer sehr unruhig verbrachten Nacht Morgens früh auf, liefs sich ankleiden und rauchte noch um 10 Uhr Vormittags auf dem Lehnstuhl sitzend, den Tod in den hippokratischen Zügen seine Morgenpfeife. Nachmittags legte er sich in gewohnter Weise auf ein zum Mittagsschläfchen dienendes Polsterbette wie zur Ruhe nieder und entschlief sanft und schmerzlos auf demselben um $6^1/_4$ Uhr Abends. Sein Bewufstsein hatte ihn erst wenige Augenblicke vor dem Tode verlassen. Sein Leichenbegängnifs zeugte von der Anhänglichkeit der Stadt- und Landbewohner an den Hingeschiedenen.

Rademacher war als Mensch wie als Arzt gleich grofs und achtungswerth; er hätte nicht in der Weise Arzt sein können, wie er es gewesen, wenn er nicht ein edler, ein trefflicher Mensch gewesen wäre. Strenge Rechtlichkeit und Wahrheitsliebe, ächte deutsche Geradheit, eine seltene Menschenliebe, schlichte Einfachheit der Sitten und Reinheit des Lebens waren seine hervorragendsten Eigenschaften.

Ein Feind jeder Unwahrheit scheute er sich nie die Wahrheit zu sagen, auch wo er dadurch anzustofsen fürchten mufste; was er für Recht erkannt hatte, vertheidigte er gegen jeden ohne Ansehen der Person, ohne Rücksicht auf bindende Verhältnisse. Wie er mit dem Bettler zu sprechen pflegte, so scheute er auch nicht, sich dem Vornehmen und Hochgestellten gegenüber zu äufsern, seine einfachen Gedanken und Ansichten, ungeschminkt und ohne das Blendwerk schmeichelhafter oder beschönigender Redensarten. Obgleich er eine feine Bildung genossen hatte und sein Geist durch Umgang und Lectüre sich stets in einer höhern Sphäre erhielt, waltete doch seine derbe, ungeschlachte Natur (wie er selbst von sich sagt) nicht selten so vor, dafs im Umgange diese Seite vorwiegend und etwas grell hervortrat und er Leuten, die ihn nicht näher kannten, die nicht wufsten, dafs es so seine Weise sei und dafs weder die Absicht zu verletzen, noch die Sucht, mit einem solchen Wesen zu prahlen unterliege, ungebildet und roh, seine Geradheit und Aufrichtigkeit als Rücksichtslosigkeit und Grobheit erscheinen konnte. Seine Schriften, besonders aber seine Erfahrungsheillehre sind der reine Abdruck seiner Denk- und Redeweise, wie er gedacht und geschrieben sprach er auch. Obgleich Westphale von Geburt hatte er sich doch in das hiesige Volksleben so hineingelebt, dafs er sich im Umgange meist nur des Volksdialectes unserer Gegend, eines Gemisches aus deutscher und holländischer Mundart bediente.

Die gröfste Uneigennützigkeit zeichnete ihn aus. Seine Kunst übte er aus Liebe zur Kunst und zu den Menschen, ohne kleinliche Nebenabsichten, ohne Rücksicht auf Gewinn, sie war ihm in Hufelands Sinne zur Religion geworden. Schon die ersten Jahre seiner Praxis, die er in Cleve zubrachte, war wegen körperlicher Unbehülflichkeit eines älteren Collegen die Besorgung der armen Kranken seine einzige Beschäftigung, und welch eine namhafte Menge von Kranken er dort ohne alle Bezahlung behandelt, bezeugen seine Aufsätze aus jener Zeit. „Ich bin in den ersten anderthalb Jahren meiner Praxis," schreibt er in den Briefen über die Aftermedicin, „da ich in diesem Lande weder Freunde noch Verwandte noch Bekannte hatte, also von unten auf dienen mufste, ein wahrer Bettlerdoctor gewesen." Nicht nur die 50 Jahre hindurch, die er besoldeter Armenarzt in Goch war, sondern auch noch nachdem er dieser Stelle entsagt, diente er allen ihn um Rath ansprechenden Armen mit derselben Treue und demselben Fleifse wie den Reichen, und, was gewifs wenige Armenärzte erfahren werden, nie haben die sonst so schwer zufrieden zu stellenden Armen über ihn irgend eine Klage geführt. Auf den benachbarten Landgemeinden, für welche erst vor nicht langer Zeit besoldete Armenärzte angestellt worden, versah Rademacher die Armenpraxis, so lange es seine Kräfte gestatteten stets unentgeltlich, ja selbst von den ihn aus entfernten Gegenden in überaus grofser Zahl besuchenden, wenigen Bemittelten, nahm er nie eine Bezahlung für seine Mühe. Seine Uneigennützigkeit ging noch weiter. Alle Handwerker und geringeren Geschäftsleute, die von dem Ertrage des Handwerkes oder eines kleinen Geschäftes lebten, auch die, welche obgleich nicht unvermögend, dennoch seiner Meinung nach, nichts erübrigen konnten, haben für seine ärztlichen Hülfeleistungen ihm nie ein Honorar zu zahlen gebraucht. Sah er dagegen solche Leute unnöthige Ausgaben machen, wohl gar reichlicher leben als es ihrem Einkommen angemessen war, so fiel es ihm zuweilen ein, sich auch seine Mühen bezahlen zu lassen. Bedenkt man, welch eine bedeutende Praxis Rademacher die gröfste Zeit seines Lebens und unter welch vortheilhaften Verhältnissen er dieselbe gehabt, so sollte man glauben, er müsse ein sehr bedeutendes Vermögen erworben haben, berücksichtigt man aber die Weise, wie er die Praxis trieb, so begreift man, wie es möglich sein konnte, dafs sein gröfstes jährliches Verdienst zu dem anderer unter weit ungünstigeren Verhältnissen wirkender Amtsgenossen in gar keinem Verhältnisse stand. Rademacher besafs eigenes Vermögen und da er aufserdem ein sehr einfaches Leben führte und nur wenig Geld an besondere Liebhabereien verwandte, so konnte er seine Ansichten über die Krankenbehandlung bis an sein Lebensende so ausführen, wie er sie in seinen Briefen über die Aftermedicin aus seiner innigen Ueberzeugung niedergelegt.

Rademacher war ein Feind alles Prunkes und äufseren Glanzes, Einfachheit und Mäfsigkeit bezeichneten sein ganzes Leben. Morgens bei Tagesanbruch stand er auf und wenn nicht aufserstädtischen Kranken sein Besuch zugesagt war, blieb die Zeit bis um 9 Uhr Vormittags der Lectüre und seinen schriftstellerischen Arbeiten gewidmet. Den Vormittag brachte er in der Stadt, den Rest des Tages auf dem Lande zu. Seine Mittagstafel bestand aus wenigen einfachen Gerichten, des Morgens eine Tasse Kaffee und vor dem Abendbrode ein Glas Wein zu einer Pfeife Tabak — darin bestand seit Jahren seine tägliche Lebensordnung. Sein alterthümliches Haus in Goch unterschied sich durch Nichts von einer gewöhnlichen Bürgerwohnung, und obgleich man darin die Wohlhabenheit des Bewohners erkennen konnte, sah man es doch auch gleich, dafs der Besitzer bei der baulichen Einrichtung und inneren Ausstattung mehr den Forderungen der Dauerhaftigkeit und Bequemlichkeit als denen der Eleganz Rechnung getragen und dafs die vielfachen Veränderungen des Geschmackes im Laufe der Zeit darauf keinen ändernden Einflufs geäufsert hatten. Das Altehrwürdige seiner Behausung und Einrichtung machte neben seiner ehrfurchteinflöfsenden Person auf den Besucher einen freundlichen Eindruck. In seiner Kleidung richtete sich Rademacher nur nach seinem persönlichen Bedürfnisse und den Anforderungen der Jahreszeit, so wie nach seiner vieljährigen Gewohnheit, einen Einflufs der Mode auf dieselbe kannte er nicht. Sein Hauptaugenmerk war auf gehörige Erwärmung des Körpers gerichtet, weshalb er stets eine Menge von Unterkleidern trug, sein Anzug selbst war einfach, reinlich und fast unveränderlich. Wenige erinnern sich ihn anders gesehen zu haben als in der runden grauen Filzkappe mit grofsem grade vorstehendem Schirme, den grünen weiten Kittel über dem langen blauen Oberrocke, kurzen grautuchenen Camaschen, breiten, niedrigen Schuhen. Nur in der strengsten Kälte des Winters bediente er sich des Mantels, einen Hut trug er nur einmal, beim Begräbnisse seiner Frau. Niemand der ihn nicht kannte, hätte in dem so einfach dahergehenden Manne den grofsen Denker, den vielerfahrenen Arzt vermuthet, man hätte ihn eher für einen ehrsamen Handwerker oder schlichten Bauersmann halten sollen.

Rademacher kannte keinen Stolz, den einzigen ausgenommen, den er als auf der Würde der Kunst beruhend, sich beilegen durfte. Seine Kunst hielt er hoch und obgleich er nicht scheute, die Lücken und Mängel derselben zu offenbaren, duldete er es doch nie, dafs man, von welcher Seite es auch sein mochte, in seiner Person die edelste der Künste ungestraft beleidigte, den Rechten zu nahe trat, auf die ein treuer und gewissenhafter Arzt Anspruch zu machen berechtigt ist. Wer ihn jemals mit Absicht in Betreff seiner Kunstehre beleidigt, durfte nicht hoffen, ihn je wieder auf seiner Schwelle zu sehen, so hochgestellt er auch sein mochte und kein Mittel war stark genug, diesen Entschlufs zu ändern. Auf seine Verdienste um die leidende Menschheit und um die Ausbildung der Heilkunst legte er selbst nie grofsen Werth, nie sah man ihn darauf sich brüsten, nie sich im selbstgefälligen Gefühle dieser Verdienste über andere erheben. Als in der letzten Zeit seines Lebens ihm von so vielen Seiten eine so reiche und ehrenvolle Anerkennung zu Theil wurde, als er seinen Ruf auf eine früher kaum zu ahnende Weise verbreitet, seinen Namen in den entferntesten Gegenden des In- und Auslandes gefeiert sah, als hochgestellte Männer und bekannte ärztliche Notabilitäten es nicht verschmähten, ihn den ungelehrten Praktiker um seinen Rath zu fragen — änderte sich sein Wesen durchaus nicht, blieb er doch stets der schlichte, einfache Heilmeister, der es nicht verschmähte, sich mit dem geringsten Manne auf das Freundlichste zu unterhalten. Hiemit soll aber keineswegs gesagt sein, Rademacher habe seinem Verdienste selbst durchaus keinen Werth beigelegt, er habe jede Anerkennung desselben verachtet. Es braucht nicht verschwiegen zu werden, dafs er sich über den Erfolg, den die Erscheinung seiner Erfahrungsheillehre gehabt, über die überraschend grofse Theilnahme, welche dieses sein Lieblingswerk in der ärztlichen Welt gefunden und über die grofse Zahl von Anhängern, welche seine Lehre in so kurzer Zeit gewonnen stets innig gefreut und darin eine wohlverdiente Genugthuung empfunden hat. Sehr wohlthuend war es für seine näheren Bekannten, dafs ihm noch am Abend seines Lebens vielfache Beweise der Anerkennung zu Theil wurden, Beweise, durch deren einfache freudige Mittheilung an seine Freunde er eine stille Genugthuung bekundete, wie sie nur der Mann zu äufsern im Stande ist, der im wahren Gefühle seines Werthes keinen Stolz, keine Ehrsucht kennt.

Im hohen Grade wifsbegierig, war er immer darauf bedacht, seine Kenntnisse zu erweitern, doch war er, wie er selbst von sich sagt, stets so halsstarrig, dafs er in Sachen, die er selbst prüfen konnte, nie die Meinung eines Andern auf guten Glauben annahm. Einer abweichenden Ansicht wegen

Andere geringschätzen fiel ihm nie ein, ebenso wenig aber gab er sich Mühe, seine Meinung und Ansicht andern aufdrängen zu wollen. Aus diesem Grunde war auch seiner sehr abweichenden Ansichten ungeachtet sein Verhältniſs zu den Amtsgenossen, mit welchen er in geschäftliche Berührung kam, kein gespanntes, und hat noch der Verfasser dieser Notizen es erfahren, sowohl daſs er auch mit jüngeren Collegen bedenklicher Kranken wegen Rath zu pflegen nicht abgeneigt war, als auch daſs er kein Verräther der Entdeckungen gewesen, auf welche die neueste Periode der schulrechten Medicin mit Recht stolz ist.

Rademacher war ein Mensch von eiserner Consequenz und Charakterfestigkeit, unveränderlich in dem was er auszuführen sich vorgenommen, strenge festhaltend an dem, was er als wahr erkannt. Nur die Macht der Wahrheit war im Stande eine Aenderung seiner Ansicht zu veranlassen, war er aber auf solche Weise überzeugt, so scheute er sich auch nicht, frühere Irrthümer freimüthig zu bekennen. Viele Stellen seiner Schriften sind Beweise dieser Angabe.

Eine seiner schönsten Seiten war sein liebevolles Wohlwollen und seine treue Anhänglichkeit an die, welche seine Freundschaft gewonnen, welche ihm ihrer Geistes- und Gemüthsvorzüge wegen lieb geworden waren, eine eben so unangenehme Erscheinung bei dem sonst so menschenfreundlichen Manne war seine kaum zu besiegende, fast unversöhnliche Abneigung gegen die, welche aus irgend einem Grunde seine Achtung und sein Zutrauen verloren hatten, besonders dann, wenn sie letzteres vorher in einem mehr als gewöhnlichen Grade besessen hatten.

Im Umgange mit Menschen hatte Rademacher den Menschen selbst studirt; er kannte aus Erfahrung die feinen Schattungen des Menschengemüthes, irrte sich selten in der Beurtheilung der geistigen Fähigkeiten anderer und durchschaute mit ruhig beobachtendem Geiste und seltenem Scharfsinn auch die geheimen Falten des Herzens und verborgenen Triebfedern menschlicher Bestrebungen, an denen ein weniger genauer Beobachter ohne Arg vorübergeht. Es würde überflüssig sein,

Beweise seiner Menschenkenntnifs hier anzuführen, hat er ja doch in seinen Briefen über die Aftermedicin und in seiner Erfahrungsheillehre an vielen Stellen unzweideutige Proben davon abgelegt.

Ebenso überflüssig dürfte es sein, über die geistigen Fähigkeiten Rademachers viele Worte zu machen, da man voraussetzen darf, dafs die meisten, welche seine Erfahrungsheillehre gelesen, schon aus diesem Werke hinreichend über diesen Punkt belehrt sind. Offenbart sich ja doch, wie Zschokke sagt, der innere Mensch beim Schriftsteller wie bei jedem anderen Sterblichen am unverkennbarsten und unwillkürlichsten in seinen Werken.*) Vielleicht dürfte es nicht uninteressant sein, hier auf das Urtheil zurückzukommen, welches eine namhafte Autorität in der medicinischen Welt, Chr. W. Hufeland, Rademachers alter Meister, bei verschiedenen Anlässen über letzteren geäufsert. Schon bald nach dem selbstständigen Auftreten Rademachers als Arzt und Schriftsteller erwähnt Hufeland in einer Schlufsbemerkung zu einem kleinen Aufsatze seines Schülers, dafs er den Verfasser sehr hochschätze und sich's zur Ehre rechne, sein Lehrer gewesen zu sein und viele Jahre nachher (1827) nennt er bei einem anderen Anlasse, ohne übrigens Rademachers medicinische Ansichten zu theilen, diesen dennoch einen denkenden, scharfsinnigen, viel erfahrenen und viel belesenen Mann, seinen alten Freund. Völlig übereinstimmend mit diesem Ausspruche ist das Urtheil Haesers, der, wiewohl er sich ebenfalls mit der neuen Lehre nicht befreunden kann, Rademacher doch einen aufrichtigen Mann, einen denkenden, scharfsinnigen und logischen Kopf zu nennen nicht Anstand nimmt.**) Zu dem übereinstimmenden Urtheile dieser Männer dürfte wenig zuzusetzen sein, es müfste denn noch hervorgehoben werden, dafs zu Rademachers geistigen Eigenschaften auch ein sehr treues Gedächtnifs, eine rege Einbildungskraft, ein hoher Grad von Witz und eine An-

---

*) Zschokke's Werke I. Theil. Aarau 1839, pag. 4.

**) Haesers Archiv, 1847, 3. Heft.

lage zur Satyre und zu humoristischem Scherze zu rechnen sind. Man hat Rademacher vielfach einen originellen Kopf genannt und in seiner Erfahrungsheillehre eine Fülle von Originalität gefunden, ein Urtheil, durch dessen Unterschreibung wir bei Wenigen Widerspruch zu finden glauben, indem wir uns nur eines einzigen Aufsatzes erinnern, dessen Verfasser in dem genannten Werke, obgleich er dasselbe mit peinlicher Aufmerksamkeit durchstudirt, doch nirgends diese Fülle von Originalität, ja nicht einmal etwas Neues und Wahres zu entdecken vermocht hat.*) Rademachers speculativer Geist und die streng logische Form seiner ganzen Gedankenbildung könnten wohl dazu berechtigen, ihn einen ärztlichen Philosophen zu nennen, doch wollen wir lieber davon absehen, indem wir dadurch seiner eigenen Ansicht entgegentreten, nach deren wiederholter Aeufserung er nie für einen Philosophen gelten wollte und uns damit begnügen ihn nur insofern für einen Philosophen zu halten als der Sydenhamsche Ausspruch auf ihn Anwendung findet: *Medici philosophia omnis in expiscandis morborum historiis, iisque remediis adhibendis quae experientia indice et magistra eosdem valent depellere tota stat.***)

Was von der religiösen Richtung Rademachers zu sagen ist, beschränkt sich darauf, dafs er zwar in der lutherischen Religion erzogen war, sich aber später von jeder kirchlichen Gemeinschaft entfernt gehalten hat. Nichts desto weniger war er aber weder Atheist noch Materialist und seine in der Erfahrungsheillehre niedergelegte Ansicht vom Dasein Gottes, von der Unsterblichkeit der Seele und dem Wiedersehen nach dem Tode war eine so aus Ueberzeugung geflossene, dafs sie seine letzten Lebenstage mit einer Ruhe umflofs, wie sie im entgegengesetzten Falle undenkbar gewesen wäre. Nicht nur, dafs er mit grofser ungeheuchelter Seelenruhe dem Tode entgegensah, sich auf dessen Ankunft freute und Gott um eine

---

*) Allgem. medicin. Central-Zeitung 1849 No. 49 ff. Randglossen zu dem Rademacherschen Evangelium.

**) Sydenham *de Podagra et Hydrope*, *Londini* 1683, pag. 201.

baldige Auflösung bat, freute er sich auch auf das Wiedersehen mit den ihm vorangegangenen Lieben auf so innige, kindlich-fromme Weise, dafs es schwer ist zu glauben, seine religiösen Ansichten seien frei von allen christlichen Elementen der blofse Ausflufs einer kalten Naturphilosophie gewesen. Die reinste Menschenliebe und der feste Glaube an die ewige Liebe, in der nach seinen eigenen Worten die Bürgschaft unserer Fortdauer nach dem Tode beruht, machten ihm sein beschwerliches Geschäft zur Religion, waren die Ursache, dafs ihm die Kunst weder eine trostlose, mühselige noch undankbare sein konnte, dafs er sie frei von allen unlauteren Beweggründen so lange Jahre segensreich zu üben im Stande war, veranlafsten es, dafs auch ihm, wie er es in gesunden Tagen hoffend ausgesprochen, der Abend des Lebens nicht ein dunkler stürmischer Abend, sondern ein stiller Abend, vom milden Mondschein der Liebe beglänzt geworden ist.

Rademacher war ein grofser Verehrer der Musik und Malerei. Auf der Flöte selbst fertiger Meister bestand in seinen jüngeren und Mannesjahren eine seiner liebsten Erholungen in gemeinschaftlichem Musiciren mit Bekannten von gleicher Neigung und Kunstfertigkeit. Eine ziemlich werthvolle und umfangreiche Gemäldesammlung, die er in vielen Jahren mit Mühe und Sorgfalt zusammengebracht, und noch in den letzten Lebensjahren zu vermehren bemüht war, zeugte von seinem guten Geschmacke und seiner Kennerschaft und trug dazu bei, ihm manchen angenehmen Augenblick zu verschaffen, indem er gerne den ihn Besuchenden seine Bilder zeigte. Einzelne Episoden seiner Erfahrungsheillehre werden nach diesen Angaben leichter zu würdigen sein.

Schliefslich bliebe noch von Rademachers ärztlichen Eigenschaften ein Wort zu sprechen übrig. Es dürfte sich diese Schilderung aber zunächst darauf beschränken müssen, zu zeigen, wie Rademacher als ärztlicher Praktiker dagestanden habe, indem seine Eigenschaften als medicinischer Schriftsteller zum Theil schon berührt, eine Kritik dessen aber, was er geschrieben, wohl schwerlich hier am Platze sein dürfte. Rademacher war ein treuer und gewissenhafter

Arzt, ein Freund der Kranken, der armen eben so sehr wie der reichen. In unserem mit Armen reichlich gesegneten Städtchen gibt es keine noch so ärmliche Hütte, in der er nicht mit der nämlichen Sorgfalt, Treue und Ausdauer Kranke besorgt hätte, mit der für gute Bezahlung Wohlhäbige bedient werden können. Der Besorgung seiner Kranken war alles Andere was er that und trieb untergeordnet, Erholung gönnte er sich selten und nur in so weit, als er dadurch seinen Geschäften keinen Abbruch that. Während seiner ganzen 53jährigen Wirksamkeit in Goch hat er diese Stadt nur einigemale des Besuches sehr entfernter Kranken wegen, des eigenen Vergnügens wegen nicht ein einziges Mal für länger als einen Tag verlassen. Die Chirurgie und Geburtshülfe hat er nie praktisch ausgeübt, doch war er in beiden Disciplinen nicht unbewandert und half auch da aus, wo in einzelnen Fällen sein Rath begehrt wurde. Eine grofse Beobachtungsgabe dürften ihm selbst seine Gegner nicht absprechen, denn dieselbe läfst sich in seinen Schriften aufs Unzweideutigste erkennen, ebensowenig läfst es sich in Abrede stellen, dafs er eine reiche Fülle von Erfahrungen auf dem Gebiete der Heilkunde gesammelt. Dafs er diese Erfahrungen trefflich zu benutzen verstand, bezeugen seine Schriften eben so sehr wie seine ärztliche Wirksamkeit. Durch seine seltene Beobachtungsgabe, seine tüchtigen Kenntnisse und seinen eisernen Fleifs in Erforschung der Natur der Krankheiten war er schon früh glücklich in der Praxis und in dem Maafse wie seine Erfahrung wuchs, seine Kenntnisse durch eigenes Forschen und fleifsige Lectüre neuerer sowohl als älterer Schriften zunahmen, breitete sich sein Ruf als Arzt in einem Grade aus, dafs er für einen der beliebtesten und gesuchtesten Praktiker der niederrheinischen Gegend gelten durfte. Seit Rademacher der Erfahrungsheillehre gefolgt ist, hat sich sein Ruf eher vermehrt als vermindert, wozu doch wohl unzweifelhaft seine glücklichen Kuren die Veranlassung gewesen sind. Der Umstand, dafs Rademacher bei seiner Methode überaus günstige Resultate erzielt zu haben behauptet, hat einen übrigens achtungswerthen Mann zu dem Glauben veranlafst, Rademacher habe sich in

Illusionen verstrickt, weil seine Lehren von den bisherigen Ansichten in der Medicin so sehr abwichen. Wir glauben von der Richtigkeit dieses Schlusses absehen zu können und erlauben uns nur zu bemerken, dafs Rademacher so wie wir ihn gekannt und im Vorigen dargestellt haben, weder so kurzsichtig und beschränkt gewesen, sich Erfolge einzubilden, noch so schelmisch, Erfahrungen mitzutheilen, die er nicht gemacht. „Ich habe meine Kunst nicht im Monde geübt," sagt er selbst, „nein! nein! ich übe sie auf diesem wunderlichen Erdballe."

Nicht selten, sondern fast täglich kamen aus gröfseren und geringeren Entfernungen, bis zu 10 und 12 Stunden die Kranken nach Goch um seinen Rath zu vernehmen, abgesehen davon, dafs er nach dem Erscheinen seiner Erfahrungsheillehre sich nicht nur aus vielen entfernten Gegenden Deutschlands, sondern auch aus dem Auslande her von einer Menge Leidender theils brieflich theils persönlich um Rath gefragt sah. Der Umstand, dafs sein ärztlicher Ruf kein vorübergehender gewesen, sondern länger als 40 Jahre hindurch und bis zum Ende seiner Tage sich in der nämlichen Frische erhalten hat, dürfte ein nicht zu verachtender Beweis seiner ärztlichen Tüchtigkeit und seines Glückes in der Praxis sein.

Rademacher war in der hiesigen Gegend eine der populärsten Persönlichkeiten; „den alten Doctor von Goch" kannte man vom Rheine bis über die Maas hinaus. In der näheren Umgebung der Stadt und in dieser selbst waren viele seiner Mittel zu wahren Volksmitteln geworden, die St. Peterstropfen (***Liq. Natr. nitr.***), das Wunderpflaster, die gelben Brustpulver (***Sulph. aur. antim.***), die Stinktropfen (***Tinct. Asae foet. compos.***) kannte jedermann.

Rademacher war eine hohe, stattliche Gestalt, im männlichen Alter muskulös, mit breiter Brust ein vollkommenes Bild der Kraft und Gesundheit, ein ächter Stamm aus Westphalens Eichenwäldern. Das Greisenalter beugte seinen Nacken in kaum merklichem Grade, noch bis in die letzten Lebensjahre blieb sein Gang aufrecht und fest. Hätte nicht sein

Silberhaar den Greis verrathen, man wäre versucht gewesen, ihn für jünger zu halten. Nach den Fünfzigen hatte er, wie er selbst erzählt, etwas Bauch bekommen, dies verlor sich in den Siebzigen fast ganz wieder, doch zeigte sein Körper noch bis vor seiner letzten Krankheit eine regelmäfsige Fülle und kräftige Muskulatur. Rademachers Schädelbildung war eine auffallend abgerundete, namentlich in Beziehung auf den Gehirntheil, seine Stirne war wenig hoch, stark abgerundet, mit wenigen Falten, die Nase ziemlich grofs, stark gewölbt, der Mund fein geschnitten. Ein lebendiges blaues Auge, in dem sich sein heller Geist abspiegelte und aus dem ein Schein der Milde und Freundlichkeit auf seine ernsten Züge fiel, machte auf jeden, der ihn sah, einen freundlichen Eindruck, langes, schlichtes silberweifses Haar erhöhte sein ehrwürdiges Aussehen.

Ein gelungenes Portrait Rademachers ist durch die freundliche Bemühung des Herrn Dr. Benefeld in Rostock, eines lieben Freundes des Verstorbenen, von dem Rostocker Künstler Tischbein lithographirt und in der Hofsteindruckerei von Tiedemann in Rostock abgedruckt worden.

Geschichtliche Notizen über die Entwicklung der medicinischen Ansichten und der Lehre Rademachers werden sich am besten an die Aufzählung seiner Schriften anknüpfen lassen.

Sein erstes Auftreten als medicinischer Schriftsteller fällt schon in die erste Zeit seiner Praxis, kurz nach seinem Auftreten als Arzt in Cleve. Vom Jahre 1796 an finden wir ihn als eifrigen Mitarbeiter des von seinem Lehrer Hufeland kurz vorher begründeten practischen Journals, zu dessen Bestehen er bis zum Jahre 1827 nach Kräften beigetragen. Die Aufsätze, welche sich in dieser Zeitschrift aus Rademachers Feder vorfinden, scheiden sich in zwei verschiedene Gruppen. Die erste derselben bilden solche Mittheilungen und Beobachtungen, in denen sich der Verfasser noch als Anhänger der

Schullehre zeigt, wiewohl man nicht verkennen kann, dafs er auch hier schon abweichende Ansichten und Zweifel äufsert, skeptischen Geist verräth, auch von dem Geiste der Zeit nicht unberührt zu bleiben vermocht hat; die zweite kleinere Gruppe umfafst 3 Aufsätze, welche im Sinne der Erfahrungsheillehre geschrieben sind und schon deutlich den Standpunkt erkennen lassen, den der Verfasser der Schullehre gegenüber eingenommen hat.

Der erste Aufsatz der ersten Gruppe im II. Bande des Hufel. Journals (4. Stück, pag. 595 bis 603) enthält Nachrichten über den Gesundheitszustand zu Cleve im J. 1796. Dieselben beziehen sich auf eine Faulfieberepidemie, in welcher R. sich der *Tonica* und fixen *Roborantia* mit gutem Erfolge bedient, über Ruhrfälle, bei welchen er von reichlichen und wiederholten Aderlässen und starken Gaben *Extract. Hyoscyami* die besten Dienste gesehen, und über Blattern. Wenn wir ihn in diesem Aufsatze von der Ruhr sagen hören, dafs sie zu den Krankheiten gehöre, die die allermannigfaltigsten Gestalten annehmen und in verschiedenen Zeiten den verschiedensten Charakter erhalten kann, woher es denn so leicht geschehe, dafs man eine zu einer Zeit nützlich gewesene Kurmethode als allgemeine Kur der Ruhr empfiehlt, die jedoch bei einer anderen Epidemie gar nicht passend, ja höchst schädlich sein kann, wenn man, sage ich, diese Worte in Rademachers erster schriftstellerischer Arbeit liest, so wird man unwillkürlich an seine Erfahrungsheillehre erinnert, in welcher er stets so bestimmt darauf hinweist, den Charakter der Krankheit zu ergründen und auf die Veränderungen der epidemischen Constitution aufmerksam macht. Was die starken Gaben, besonders des *Extr. Hyosc.* betrifft, welche Hufeland in seiner Schlufsbemerkung zu grofs findet, so mufs zur Berichtigung dieser Sache auf die Stelle der Erfahrungsheillehre verwiesen werden, wo er seine Schicksale mit dem damaligen Apotheker in Cleve mittheilt (II. Band der 2ten Ausg. pag. 322).

2. In demselben Bande und Stück des Huf. Journ. pag. 614 und 15 eine Notiz über einen durch Metastase geheilten Gesichtsschmerz.

3. IV. Band, 3tes Stück, pag. 554 bis 594, über die Ruhr, welche im Jahre 1796 zu Cleve herrschte.

Die Epidemie, von welcher hier die Rede ist, dauerte von Ende Juli bis in die Mitte Octobers. R. behandelte in dieser Zeit allein 305 Ruhrkranke, von denen 21 starben. Erwähnenswerth scheint aus diesem Aufsatze die erste Notiz Rademachers über das Vorhandensein saurer Schärfen im Darmkanale, auf welche er später bei der Krankenbehandlung so grofses Gewicht gelegt. Saures Aufstofsen, heftige Schmerzen, gegen welche die stärksten Gaben Mohnsaft nichts vermochten und grasgrüne Stühle, die den After wund machten, veranlafsten ihn zuerst an sogenannte galligte Schärfe zu denken. „Ich wollte mit Mittelsalzen gelinde evacuiren," schreibt er, „mufste aber bald wegen Zunahme der Schmerzen davon absehen. Unter diesen Umständen dachte ich daran, wie viel die Alten von sauren Stoffen träumten; vielleicht hatten sie in einigen Fällen recht?" Ein Versuch mit *Alcali miner. cryst.* (*Natr. subcarbonic.*) belehrte ihn über die Richtigkeit seiner Vermuthung.

4. In demselben Bande, 4tem Stück, pag. 823 bis 826, Heilung der Raserei bei einer Wöchnerin; Vitriolsäure und Branntwein im Faulfieber.

5. VIII. Band, 2tes Stück, pag. 127 bis 129, Krankengeschichte eines angeblich von einem rasenden Hunde gebissenen Mädchens.

6. Beobachtung einer Lähmung der Gesichtsmuskeln, in demselben Bande und Stück, pag. 130 bis 137.

7. Pag. 130 bis 148 desselben Bandes und Stückes, Beobachtung eines Eitergeschwürs der Leber.

8. X. Band, 2tes Stück, pag. 65 bis 76, Wahnsinn durch Jalappe geheilt.

Die Einleitung zur Beschreibung dieses Falles benutzt der Verfasser dazu, die Schwierigkeiten hervorzuheben, welche sich dem Arzte bei der Beurtheilung der Natur der Krankheit und deren Heilart entgegenstellen. „Hierbei drängt sich uns," fährt er fort, „der Gedanke auf, nie über Uebel, welche seltener erscheinen dictatorische Behauptungen zu wagen, sondern lieber zu zweifeln. Treue Erzählung der Thatsachen ist das, was der Praktiker dem Publikum liefern mufs. Und sollte es auch scheinen als ob er blofs Empiriker wäre, wenn er Krankheiten geheilt, ohne bestimmt angeben zu können, wie er sie geheilt hat, so möchte doch diese gebildetere Empirie der praktischen Heilkunde vielleicht nützlicher sein, als jene gar zu rationellen Beobachtungen, wo der Beobachter nicht selten blofs die Umstände anführt, welche den gegebenen Fall grade ausschliefslich von der Seite beleuchten, von welcher er ihn betrachtet hat." Diese Worte, die im Anfange dieses Jahrhunderts geschrieben wurden, scheinen schon nicht undeutlich auszusprechen, wie des Verfassers sperriger Verstand sich aus den Fesseln der Schullehre herauszuwinden bemüht ist, wie es ihm schwer wird, jeden Krankheitsfall in die bestimmten Grenzen bekannter nosologischen Formen, wie sie die Handbücher der Pathologie aufstellen, hineinzuzwängen. Leicht erkennt man darin denselben Mann, der später schrieb: „Die Krankheiten richten sich nicht nach den Gedanken des Arztes und wäre dieser auch der gelehrteste Mann, also wird der Arzt wol genöthigt sein, sich nach der Krankheit zu richten." *) Dieselben Worte bezeichnen aber auch die Art, wie R a d e m a c h e r bei der Mittheilung seiner Beobachtungen zu Werke ging, wie er nur als treuer Beobachter und Erzähler von Thatsachen dastehen, nichts erklären wollte, was sich nicht verstandhaft erklären lasse, sich nicht scheute, das als unerklärt hinzustellen, was er nicht zu ergründen im Stande war, völlig übereinstimmend mit seinem späteren Ausspruche: „die ärztliche Erklärung der Erzeugungsart mancher Uebel ist zuweilen nichts als eine Zusammenstellung seltsam klingender Kunstwörter, die dem Verstande die Krankheitserzeugung nichts weniger als klar machen: darum mag das ehrliche Geständnifs des Nichtwissens wol eben so gut, wo nicht besser die Verständigkeit des Arztes bekunden, als solche Wortzusammenwürfelung." **)

---

*) Erfahrungsheillehre I. Band, pag. 561.

**) ibid. pag. 868.

9. In demselben Bande und Stück, pag. 77 bis 119. Bemerkungen über die Anwendung des Quecksilbers in Brustentzündungen. Rademachers Ansicht über die Nothwendigkeit und Nützlichkeit der Blutentziehungen weicht in diesem Aufsatze schon merklich von seiner früheren ab und zeigt er sich bemüht, die Blutentziehungen durch unschädlichere Mittel zu ersetzen. Im 2ten Bande der Erfahrungsheillehre (pag. 82) finden sich seine Gründe hiefür angegeben.

10. XVI. Band, 1stes Stück, pag. 41 bis 106. Bemerkungen über die Nervenfieber, welche im Jahre 1800 zu Goch herrschend waren.

11. In demselben Bande, 2tes Stück, pag. 102 bis 115. Merkwürdige und äufserst glückliche Behandlung eines epidemischen Nervenfiebers, aus einer brieflichen Mittheilung Rademachers an den Herausgeber des Journals. Das hier erwähnte Fieber ist dasselbe, dessen genauere Beschreibung R. in einer besonderen, später zu erwähnenden Schrift geliefert hat.

12. XXXIII. Band, 4tes Stück, pag. 92 bis 94. Epidemische Constitution, Ruhr 1811.

13. XXXIV. Band, 6tes Stück, pag. 97 bis 104. Merkwürdiger Krankheitsfall und Section (Darmblasenfistel).

14. XXXVII. Band, 2tes Stück, pag. 64 bis 88; die verschiedenen Formen des Kopfrheumatismus und die Kraft des Quecksilbers dagegen.

Nach längerer Unterbrechung beginnt Rademacher die zweite Gruppe seiner Aufsätze mit einer Mittheilung „über die sporadische Cholera." (LXII. Band, 5. Stück, pag. 91 bis 103.) In diesem Aufsatze tritt er mit seiner schon fertig gebildeten Erfahrungsheillehre zuerst an die Oeffentlichkeit und schickt sich an, den Kampf mit der Schullehre zu beginnen. „Eine nosologische Form," sagt er, „ist meines Erachtens weiter nichts als eine Synthesis von Zufällen, der die Willkür der Aerzte einen gewissen Namen beigelegt, diese kann also für den ausübenden Arzt durchaus keine Bedeutung haben. Spezifische Mittel und Heilarten für nosologische Formen suchen, heifst einer physischen Unmöglichkeit nachjagen. Aber spezifische

Mittel (direct wirkende) auf das urerkrankte Eigenleben der einzelnen Organe suchen, ist wahrlich keine Thorheit, sondern etwas sehr verdienstliches, hier jagen wir keiner physischen Unmöglichkeit nach, sondern wir suchen etwas, was wirklich in der Natur zu finden, und für die Ausübung der Kunst von unberechenbarem Vortheil ist." Aufser den Organheilmitteln ist auch in diesem Aufsatze schon von den Mitteln auf den Gesammtorganismus die Rede.

16. Wirksames Mittel bei Kahlheit die Haare wieder wachsen zu machen, in demselben Bande und Stück, pag. 104 bis 112.

Dieser kleine Aufsatz ist weniger durch das in der Ueberschrift versprochene Mittel als durch einen Anhang interessant, der sich auf eine Streitigkeit Rademachers mit dem Geheimen Rathe und Professor Harlefs als Herausgeber der Rheinischen Jahrbücher bezieht. Die Sache, um die es sich handelte, ist kurz folgende. Rademacher hatte im 2ten Stück des IV. Bandes der Rhein. Jahrb. einen Aufsatz mitgetheilt, der Versuche über den inneren Gebrauch des Kupfers enthielt. In demselben Aufsatze hatte er versprochen, seine wichtigen Erfahrungen über die Heilkräfte des Kupfers in Bälde mitzutheilen und sah sich dazu noch besonders durch eine Schlufsbemerkung des Herrn Geh. R. Harlefs aufgefordert. Weil er es aber für nöthig hielt, die Lehre der alten Jatrochemiker, nach der er das Kupfer gebraucht, auf welche seine Erfahrungen über dieses Mittel gebaut waren, voranzuschicken, hatte er dem Geh. R. Harlefs einen Aufsatz unter dem Titel: Grundzüge der reinen Empirie oder der Lehre der alten Jatromystiker zur Mittheilung in den Rhein. Jahrb. zugeschickt. Harlefs konnte sich zur Aufnahme des Artikels nicht entschliefsen, weil der Aufsatz, wie er glaubte, den Schwachen anstöfsig sein würde. Diese Erklärung war Rademacher ein hinreichender Beweis dafür, dafs es noch nicht an der Zeit sei, die seltsamen Erfahrungen der alten Jatromystiker mit ruhigem Geiste unpartheiisch zu würdigen; weil er sich nicht dem Verdachte aussetzen wollte, für einen rohen Empiriker, wohl gar für einen ärztlichen Mystiker und beschränkten Kopf gehalten zu werden, weil es ihm aber auch wehe that, ein früheres

Versprechen ohne Entschuldigung nicht erfüllt zu haben, veröffentlichte er die Sache im Hufelandschen Journal und richtete dabei an den Herausgeber die Bitte, ihm zu seiner vollständigen Rechtfertigung einen Platz zu einer vergleichenden Schätzung der möglichen Grundfesten einer Heillehre zu gönnen. Hufeland willfahrte diesem Wunsche bereitwillig und so erschien:

17. im 6ten Stücke des 64. Bandes, pag. 1 bis 50, die Kritik der möglichen Grundfesten einer Heillehre. Dieser Aufsatz ist mit wenigen Abänderungen, Auslassungen und Zusätzen als zweites Capitel in die später erschienene Erfahrungsheillehre aufgenommen und bildet den Kernpunkt dieses Werkes. Er ist, was die streng logische Gedankenfolge, die darin festgehalten wird, die Schärfe der Beweisführung und die nüchterne, klare Darstellung anbetrifft, eben so sehr wie des Inhaltes der Gedanken wegen der am schwersten anzugreifende Theil der Erfahrungsheillehre. Eine verstandhafte Widerlegung desselben ist unseres Wissens noch nicht geliefert worden, doch hat ein Anonymus in No. 49 der allgem. medicin. Central-Zeitung (1849) eine solche versprochen. Hoffen wir, dafs dieselbe besser und leidenschaftsloser ausfallen möge, als die des speciellen Theiles! Obgleich Hufeland in einer Schlufsbemerkung zu dem unter No. 16 angeführten Aufsatze Rademachers den Verfasser aufgefordert, die in den alten Jatrochemikern und Jatromystikern in der That vorhandenen Goldkörner reiner Erfahrung und praktischer Wahrheit zu sammeln und mitzutheilen, obgleich er zugestanden, dafs die Wirkung der Heilmittel nicht blofs unsere Heilmittellehre, sondern auch unsere Krankheitslehre (als Reagentien) vorzüglich begründet, hatte er doch einen solchen Angriff auf die Schullehre, wie ihn Rademacher in seiner Kritik der möglichen Grundfesten einer Heillehre niedergelegt, von seinem alten Schüler nicht erwartet. Er konnte sich nicht enthalten, eine Schlufsbemerkung hinzuzufügen, in der er Rademacher einen Zweifler, einen neuen Arkesilas nennt, auf einzelne unwesentliche Punkte des Aufsatzes eingeht, eine Widerlegung der Hauptsache aber schuldig bleibt. Rademacher nennt an einem andern Orte diese Entgegnung Hufe-

lands eine harmlose und äufserte mündlich oft, hätte er gewufst, dafs Hufeland durch die Zeit bereits geistig so geschwächt gewesen, wie er sich in obiger Entgegnung gezeigt, er würde ihm den fraglichen Aufsatz nicht zugeschickt haben. Von dieser Zeit an enthielt er sich auch aller weiteren Mittheilungen in Hufelands Journal.

Zu anderen Zeitschriften hat Rademacher wenig Beiträge geliefert, indem sich aufser dem angeführten Aufsatze in den Rheinischen Jahrbüchern über das Kupfer nur in Loders Journal noch einige Beobachtungen merkwürdiger Krankheitsfälle aus dem ersten Jahre dieses Jahrhunderts finden.

Rademachers gröfsere Werke sind folgende:

1. Beschreibung einer neuen Heilart der Nervenfieber. Berlin bei Johann Friedrich Unger 1803. kl. 8°.

Berücksichtigt man die Zeit, in welche die Herausgabe dieses Schriftchens fällt und die Mittel, mit welchen Rademacher das hier beschriebene bösartige Fieber mit einem überraschend glücklichen Erfolge bekämpft hat, so kann man leicht auf den Gedanken kommen, der Verfasser zeige sich hier als Brownianer oder wenigstens als Anhänger der Erregungstheorie. Eine solche Ansicht haben wirklich Männer vom Fache geäufsert. Rademacher hat es nicht geläugnet, dafs auch auf ihn der Geist der Zeit von Einflufs gewesen (vergl. die Erfahrungsheillehre II. Band, pag. 205), doch hat die Brown'sche Lehre ihm nie sonderlich gefallen. Ein nicht geringer Theil der vorliegenden Schrift beschäftigt sich damit, die Ansichten Andr. Röschlaubs, bekanntlich eines der Coryphäen der Erregungstheorie mit den schärfsten Waffen zu bekämpfen.

2. Briefe für Aerzte und Nichtärzte über die Aftermedicin und deren Nothwendigkeit im Staate. Ein Beitrag zur medicinischen Polizei. Cöln bei Keil. XII. Jahres (1804). 8°.

Obgleich alles, was Rademacher geschrieben, ein so eigenthümlicher Typus der Gedankenbildung und Redeweise bezeichnet, dafs es nicht schwer wird, den Verfasser wieder zu erkennen, zeichnet sich doch diese Schrift dadurch aus, dafs in ihr derselbe lebensfrische, heitere und doch auch wieder logisch-ernste Geist herrscht, welcher seine Erfahrungsheillehre, abgesehen von dem Inhalte zu einem Originalwerke macht. Die Briefform, in welcher das vorliegende Buch verfaſst ist, gibt dem Verfasser die Freiheit, mitunter seiner Laune freies Spiel zu lassen und in den ernsten Gang der Darstellung Episoden einzuschalten, welche das Buch zu einem ebenso unterhaltenden als belehrenden machen. Was den Inhalt betrifft, so zählt R. die verschiedenen Arten der Afterärzte auf und sucht darauf nachzuweisen, in wiefern und weshalb dieselben für schädlich oder unschädlich, nützlich, ja selbst unentbehrlich zu halten sind. Die Erfahrungen, die er in dem hiesigen Lande gemacht, kommen ihm bei der Darstellung dieser Verhältnisse sehr zu Gute. „Sollte es denn so ganz uninteressant sein," sagt er, „die Meinung eines Mannes über solche Sachen zu hören, der seit 9 Jahren in einem Lande lebte, wo man keine Doctordiplome, keine Medicinalgesetze, keine Approbationen, keine Prüfungen kannte, wo jeder, der jährlich für einige Livres ein Patent löste, Arzt war?" Sehr interessant ist der 8te Brief, in welchem er die Grundsätze bezeichnet, welche den Arzt einzig und allein bei der Behandlung der Kranken leiten sollten und die niedrigen Motive und Mittel geiſselt, aus und mit welchen manche Aerzte sich eine Praxis zu schaffen suchen.

3. ***Libellus de dysenteria. Coloniae apud Keilium*** 1806. gr. 8°. Dieses Buch reiht sich an die klassischen Werke von Degener und Zimmermann an und verdiente wohl, bekannter zu werden, obgleich es nicht alle Erfahrungen Rademachers über die Ruhr einschlieſst.

Nachdem Rademacher im Jahre 1827 mit seinem Aufsatze über die möglichen Grundfesten einer Heillehre von der schriftstellerischen Laufbahn abgetreten zu sein schien, erfolgte im Jahre 1841 die Herausgabe seines Hauptwerkes.

Rechtfertigung der von den Gelehrten miſskannten, verstandesrechten Erfahrungsheillehre der alten scheidekünstigen Geheimärzte und treue Mittheilung des Ergebnisses einer 25jährigen Erprobung dieser Lehre am Krankenbette. Berlin 1841.

Verlag von G. Reimer, zweite Auflage in 2 Bänden 1846 und 1847, dritte Auflage 1849.

Die Vorrede zur ersten Auflage gibt schon eine kurze Geschichte der Entstehung des Buches und damit eine Geschichte des Entwicklungsganges der medicinischen Ansichten des Verfassers, sie bezeichnet den Standpunkt, von welchem dasselbe zu betrachten und die Grundsätze, welche den Verfasser bei der Abfassung geleitet haben. Die Gefahr, welche dem Werke gedroht, erzählt der Verfasser in der Vorrede zur 2ten Auflage und sagt dort auch, dafs ihm das Verfassen desselben eine Erholung von den Geschäften gewesen, dafs dasselbe aber auch seinen Geist in grofsen und langen häuslichen Trübsalen aufrecht erhalten hat. Letzteres deutet auf die letzte Krankheit der Gattin Rademachers. Ohne den Eintritt dieses traurigen Ereignisses wäre das Werk schwerlich zur Vollendung gediehen.

Wie Rademacher an vielen Stellen der Erfahrungsheillehre gesteht, hatte er schon als Zweifler an der Unfehlbarkeit der rationellen Empirie die Hochschule verlassen. Die Erfahrungen, die er als practischer Heilkünstler zu machen Gelegenheit fand, trugen, weit entfernt diese Zweifel zu heben, nur dazu bei, sein Mifstrauen in die Kunst zu steigern und ihm eine stets wachsende Geringschätzung gegen die herrschenden Theorieen einzuflöfsen. Ungeachtet schon früh der Gedanke in ihm auftauchte, es müsse zwischen der roh-empirischen und rationell-empirischen Heillehre mit ihren Abarten noch eine dritte verstandesrechte Heillehre liegen, so half ihm dies doch zu Nichts, weil er trotz aller Mühe nicht auf die Spur dieser Lehre kommen konnte und mufste er so, mit sich selbst im Zwiespalte, der rationellen Empirie 20 Jahre lang im practischen Leben folgen. Dies hinderte ihn aber nicht, sich schon während dieser Zeit über manche fabelhafte Meinung dieser Lehre hinwegzusetzen, doch hat das Studium der Geheimärzte hierzu nicht die Veranlassung gegeben, vielmehr einzig und allein seine eigenen Untersuchungen und Forschungen. Von den Jatrochemikern hatte er nur den *Petrus Poterius* studirt, als er im Jahre 1814 durch Zufall die Heilwirkung des *Natron nitricum* kennen lernte, welcher Fund ihn, geleitet von der Meinung, es sei dies eines der Fiebermittel der alten Jatrochemiker, dazu antrieb, aus den Schriften dieser Meister, auf die ihn besonders Ettmüller aufmerksam gemacht, ihre Lehre zu erforschen. Bei diesem ebenso zeitraubenden als schwierigen und mühsamen Geschäfte fand er die endliche Beruhigung seines sperrigen Verstandes, jene dunkle Mahnung wurde ihm zur verstandhaften Klarheit, er entdeckte die reine Erfahrungsheillehre, jene Lehre, die auf die directe Heilwirkung der Arzeneien gegründet, von den Einzelheiten der Erfahrung reine allgemeine Erfahrungssätze abziehet und diese einzig als Leitregeln des Heilgeschäftes aufstellt. Vom Jahre 1815 an folgte er dieser Lehre bei der Behandlung seiner Kranken und war bemüht, dieselbe, da er in den Schriften der alten Jatrochemiker nur dunkle Andeutungen und meist unvollkommene Angaben fand, durch eigenes Forschen und Beobachten weiter auszubilden, die geringe Zahl der vorhandenen directen Heilmittel zu vermehren. Obgleich er sich bei diesem Treiben immer mehr von der Schullehre entfernte, ja bald vollständig scheiden, die krankheits- und heilmittellehrigen Kategorieen derselben ganz aus seinem Kopfe ausreuten mufste, kam er doch nie dahin, alles das, was auf dem Gebiete der Arzneikunde von anderen schulrechten Aerzten für die Kunst gewonnen wurde, zu verachten und als unbrauchbar von der Hand zu weisen, vielmehr blieb er stets bemüht, sich auch dieses anzueignen und wo möglich nutzbar zu machen. Mit steter Fortbildung seiner Lehre beschäftigt, aber immer darauf bedacht, dieselbe nicht eher als nach einer mehrjährigen Prüfung und gröfseren Vervollkommnung, geläutert durch vergleichende Beobachtungen und gereift durch die Zeit an die Oeffentlichkeit zu bringen, erfuhr die medicinische Welt erst im J. 1826 aus dem Aufsatze über sporadische Cholera im Hufel. Journal die erste Bedeutung der neuen Lehre. Das Jahr 1829 brachte mit der Kritik der möglichen Grundfesten einer Heillehre schon die Darstellung der Grundideen, auf denen die Lehre basirt und blieb Rademacher seit dieser Zeit, so viel es seine beschränkte Zeit erlaubte, mit der Sammlung der Materialien und

Abfassung einzelner Abschnitte seiner Erfahrungsheillehre beschäftigt. So ist der Abschnitt über das *Chelidonium* gröfstentheils bereits im J. 1829 vollendet gewesen, wogegen die letzten Kapitel des Buches erst im Jahre 1836 geschrieben sind; die Verbindung des Gesammelten zu einem geordneten Ganzen und die Ausfüllung der Lücken geschah in den Jahren 1832 bis 1837. Rademacher hat wiederholt erklärt, dafs seine Lehre practisch brauchbar sei. Der unzweideutigste Beweis, dafs diese Angabe aus seiner innigsten Ueberzeugung geflossen, dürfte in dem Umstande gefunden werden, dafs er sich selbst stets und noch in seiner letzten Krankheit den Grundsätzen dieser Lehre zufolge behandelt hat.

Es ist hier nicht der Ort, Rademachers Ansichten, durch die er der Gründer einer neuen Schule geworden, einer Kritik zu unterwerfen, ebensowenig dürfte es zu rechtfertigen sein, hier eine Vertheidigung seiner Lehre anzuknüpfen. Dennoch aber glauben wir hier unser tiefstes Bedauern darüber aussprechen zu müssen, dafs man über eine Sache von solcher Wichtigkeit wie die vorliegende hier und da in einer so gehässigen, leidenschaftlichen Weise abgesprochen hat. Bei jeder neuen Entdeckung auf einem wissenschaftlichen Gebiete ist es mit Gewifsheit vorauszusehen, dafs die Entdeckung von Anderen einer genauen und unpartheiischen Prüfung unterworfen und nach dem Resultate dieser Prüfung als wahr oder falsch dargestellt werde. Eine solche Prüfung kann dem, der wirklich etwas Gutes und Neues zu Tage gefördert zu haben glaubt, nur erwünscht sein; kein redlicher Mann wird es übel aufnehmen, wenn das Resultat sogar ungünstig für seine Entdeckung ausfallen sollte. Rademacher war am Wenigsten der Mann, der eine derartige Prüfung seiner Lehre je gefürchtet hat. Die Sache, welche er in seinem letzten Werke zur Sprache gebracht, greift die schulrechte Medizin in ihren Grundfesten an, dazu kommt, dafs die Theilnahme, welche seine Lehre gefunden hat, eine überraschend grofse geworden ist. Unter Aesculap's Dienern gibt es, wie nicht zu verwundern, ebensowohl Conservative und Reactionaire als in der Politik. Viele Aerzte halten an dem, was sie einmal in sich aufgenommen haben, mit unerschütterlichem Glauben fest, betrachten es als das einzig Wahre und können sich nicht davon überzeugen, dafs etwas, was man Jahrhunderte lang für tiefe Wahrheit gehalten, dennoch irrig und falsch sein könne, halten eine Prüfung irgend welcher neuen Entdeckung deshalb auch für unnöthig. Manche von diesen sind durch das stete Festhalten am Alten und die jahrelang fortgesetzte geistige Unthätigkeit auch schon so abgestumpft, dafs sie das Neue zu prüfen nicht mehr im Stande sind, andere aber, die dazu wohl die Fähigkeit hätten, halten eine Prüfung für überflüssig, weil sie sich selbst für so ausbündig kluge Geschöpfe halten, dafs sie überzeugt sind, wenn irgend etwas Neues noch zu entdecken möglich wäre, würde es sich ihrem erleuchteten Verstande zuerst offenbart haben. Es ist schwer, sagt Lichtenberg, die Fackel der Wahrheit in ein Gedränge zu tragen, ohne hier eine Perrücke, dort ein Kopfzeug zu versengen — was Wunder also, dafs auch nach Rademachers Darstellung der Erfahrungsheillehre Leute auftreten würden, von denen die einen, beleidigt durch die ketzerischen Ideen des neuen Lehrers und die schulrechte, durch Alter ehrwürdige Kunst in Gefahr erblickend die Sache durch hohnsprechende Verdächtigungen herabsetzen zu können, die anderen von egoistischem Dünkel befangen dieselbe durch ein mitleidsvolles Lächeln oder ein Wort der Geringschätzung*) zu Boden zu schmettern wähnten. Wir stimmen vollständig der Ansicht des Herrn Dr Thienemann, eines der verdientesten Schüler der Erfahrungsheillehre bei, welcher mit Rücksicht auf 2 Aufsätze dieses Characters in der medicinischen Central-Zeitung**) sich dahin ausspricht,

---

*) Man vergl. Rheinische Monatsschrift für praktische Aerzte 1849, November, pag. 688 und 696, und die von demselben Verfasser herrührende Brochüre die Cholera und ihre rationelle Behandlung. Uebersetzung aus A. N. Gendrins Monographie etc. Cöln, 1849. Du Mont-Schauberg. Vorrede pag. 7

**) Jahrg. 1848 der medic. Centr. Zeitg. No. 45. Beiträge zur Therapie von Dr. C. Reclam. Jahrg. 1849 ders. Zeitung No. 49 ff. Randglossen zu dem Rademacherschen Evangelium.

dafs Hohnsprechen eben so wenig als Lächeln die Lehre Rademachers zu vernichten im Stande sein wird,*) und glauben, dafs eine gründliche Prüfung der Lehre nur dadurch zu erzielen ist, dafs mit Sorgfalt und mit derselben Leidenschaftslosigkeit, mit der Rademacher seine Lehre vorgetragen, auch ermittelt werde, sowohl ob die Lehre in sich selbst Widersprüche enthalte, als auch, ob mit den von Rademacher empfohlenen Mitteln dieselben Resultate zu gewinnen sind, welche dieser von denselben gesehen zu haben behauptet. Eine solche Untersuchung kann bis jetzt noch nicht vollendet sein, da der letztgenannte Punkt nur dann ein gültiges Resultat liefern kann, wenn dem Prüfer grade die Krankheiten zur Beobachtung sich darbieten, auf die das zu prüfende Mittel wirklich directes Heilmittel ist.

Rademacher hat sich durch seine Erfahrungsheillehre viele Freunde erworben, zählt eine nicht geringe Zahl von Aerzten zu seinen Schülern, ja, wie wir aus einem bereits angeführten Aufsatze ersehen, „mehr als man glaubt." Wir freuen uns, dafs zu diesen Schülern ehrenwerthe und wissenschaftliche Männer gehören, nicht blofs solche, welche die Pathologie kaum aus dem Hörsaale kennen, sondern viele, welche der schulrechten Lehre Jahre lang gefolgt waren, ihr aber entsagt haben, weil die Lehre Rademachers ihrem Verstande besser zusagte. Wir freuen uns aber auch darüber, dafs bisher noch alle Schüler die Toleranz ihres Meisters, der, obgleich von der Schullehre getrennt, dennoch keine auf eine andere Lehre begründete Heilart für verderblich oder verdammlich erklärt hat, angenommen haben, dafs noch keiner dieser Schüler die Anmafsung so weit getrieben hat, das Verharren in der Schullehre mit einem Ausdrucke zu bezeichnen, wie er in No. 102 (1849) der allg. medic. Centr. Zeitung den Schülern Rademachers in den Bart geworfen wird. Die Befolgung einer Lehre am Krankenbette, welche auf die Grundfeste des Verstandes basirt die Medicin zu einem auf Erfahrung sich stützenden Verstandes-

---

*) In derselben Zeitung 1849, No. 74. *Genius epidemicus* im Kreise Oletzko, in der Anmerkung.

geschäft zu machen strebt, welche nur das als erwiesen annimmt, von dessen Wirklichkeit sich jeder Verständige mit leiblichen Augen zu überzeugen vermag, kann nie und nimmer „ein wissenschaftlicher Unfug" sein, dagegen kann man es mit Recht einen Unfug nennen, wenn man den Gang einer wissenschaftlichen Erörterung, wie in dem genannten Aufsatze nicht undeutlich zu erkennen, dazu benutzt, persönlichen Hafs an den Tag zu legen, den leidenschaftlichen Eingebungen einer, jedem dritten doch gewifs gleichgültigen Abneigung eine möglichst grofse Verbreitung zu geben.

FSC
www.fsc.org
MIX
Papier | Fördert
gute Waldnutzung
FSC® C083411

Zeitfracht Medien GmbH
Ferdinand-Jühlke-Straße 7
99095 Erfurt, Deutschland
produktsicherheit@kolibri360.de